推拿三字經

【影印本】

清·徐谦光◎著

王静◎整理

中国中医药出版社

·北京·

图书在版编目（CIP）数据

推拿三字经 /（清）徐谦光著；王静整理 . —北京：
中国中医药出版社，2021.1
ISBN 978-7-5132-6509-6

Ⅰ . ①推… Ⅱ . ①徐… ②王… Ⅲ . ①推拿 Ⅳ .
① R244.1

中国版本图书馆 CIP 数据核字（2020）第 214888 号

中国中医药出版社出版
北京经济技术开发区科创十三街 31 号院二区 8 号楼
邮政编码　100176
传真　010-64405721
三河市同力彩印有限公司印刷
各地新华书店经销

开本 710×1000　1/16　印张 5.25　字数 36 千字
2021 年 1 月第 1 版　　2021 年 1 月第 1 次印刷
书号　ISBN 978-7-5132-6509-6

定价　48.00 元
网址　www.cptcm.com

社长热线　010-64405720
购书热线　010-89535836
维权打假　010-64405753

微信服务号　zgzyycbs
微商城网址　https://kdt.im/LIdUGr
官方微博　http://e.weibo.com/cptcm
天猫旗舰店网址　https://zgzyycbs.tmall.com

如有印装质量问题请与本社出版部联系（010-64405510）

徐谦光传略

徐谦光： 名宗礼，号秩堂。山东登州府宁海州人，里居曲家窪（或今山东省烟台市牟平区宁海街道曲家埠村）。生卒不详，考其光绪七年主持续修的《徐氏族谱》等，徐氏当生于清道光元年前，卒于清光绪八年后，年过花甲。舞象之年随父进京，入永兴贸易行学徒，道光二十二年娶妻王氏，道光二十七年返乡，开设东文成贸易局，专事商业。同治五年，欲感化逆子，遂弃商行医。徐氏医学经历无传，据其光绪三年所著『推拿三字经序』，自述『余究心二十载』，可知徐氏至晚而立之年即已知医事。从其所引张仲景、皇甫谧诸家所言，及其弃商训子、『因母不能服药，始演推拿』等行谊，徐氏留心医术，当是其来有自，良有以也。同治十三年著成《徐氏锦囊》，书末特注『徐氏锦囊万两不售，以为传家之至宝也』。光绪三年著成《推拿三字经》，光绪八年后石印刊行。

王静简介

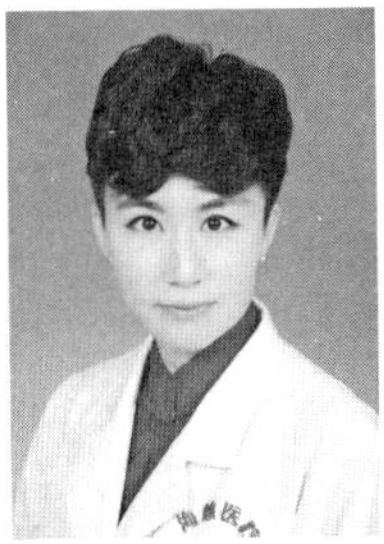

王静：青岛市中医医院儿科专家，亲承本院儿科孔令荣、侯克勤、王瑞芳等老一辈先贤们的言传身教，并时常求教于李德修第二、三代的家传后人娄堃、李先晓等，临床应用《推拿三字经》手法多能应手见效，主编《儿童经络推拿实用手册——三字经儿童经络推拿》、副主编《李德修三字经流派小儿推拿教程》等著作，发表《三字经推拿治疗幼儿急疹100例疗效观察》等相关论文。2015年拜师国家中医药管理局龙砂医学流派代表性传承人顾植山教授学习五运六气后，首次创造性地将五运六气理论结合徐谦光《推拿三字经》手法应用于临床，拓展了三字经推拿的诊疗思想和应用范围，提高了三字经推拿治疗儿科疑难杂病的临床疗效。在此基础上，又结合阴阳开阖枢、伤寒六经理论，根据不同时段的五运六气和小儿的先天运气体质，用运气思想指导取穴和手法，指导小儿推拿养生治未病，并发表论文《五运六气结合推拿治疗儿科疾病》、《五运六气理论指导三字经推拿辨证思维探析》，逐渐形成独特的《推拿三字经》与五运六气结合的『司天三字经小儿推拿』技法，具有一定的创新性。

（微信号：xiyuxueshe）

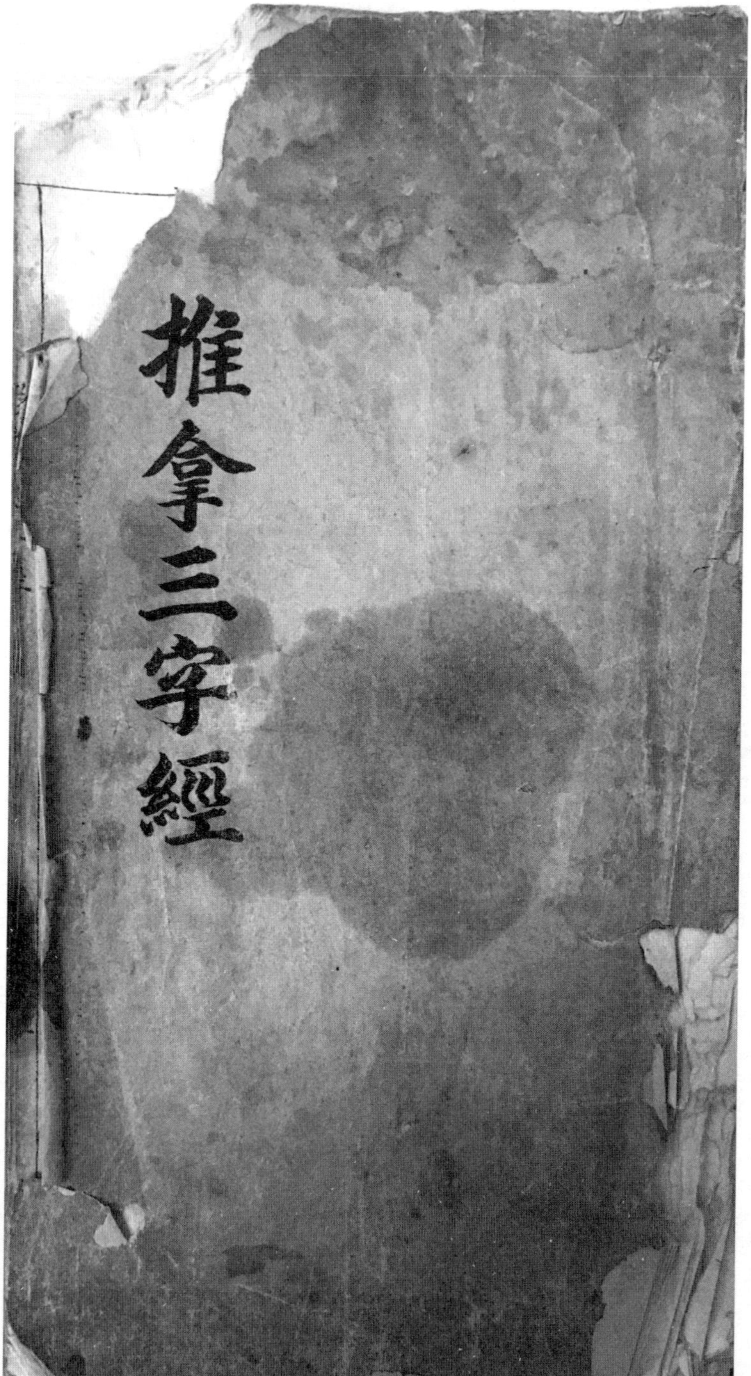
推拿三字經

前言

清・徐谦光《推拿三字经》，世传仅见抄本。今影印出版之《推拿三字经》为首次发现的刊本。比对考证现存可见《推拿三字经》诸抄本，可判此石印刊本当为徐谦光《推拿三字经》定本无疑。

该本白棉纸线装，开本阔大，长28厘米，宽16厘米，厚0.6厘米。软体石印，刊印精良。从字体、用纸、墨色、版式、装订及印刷风格等方面综合判断，应为清光绪年间刊印。此本保持旧装，首页钤朱印一枚，书角虽有少许鼠噬，但未伤及文字，不失珍本风貌。全书共36页72面，其中第15页重出，经反复比对，确属同版石印，又见书脊墨书『多十五』三字为记，则更为确凿，此装订重页之误，巧成《推拿三字经》定有刊本传世的铁证。内容包括推拿三字经原文、夹注、眉批、诊候脉诀、穴位手法图释及常见病证推拿验方等，约1.4万字。其中三字经文400句1200字，夹注362条5143字，眉批22条1626字，治法验方11条815字，诊候脉诀图释2幅1452字，穴位手法图释8幅1350字，附全身穴图释文2幅49条2123字。

《推拿三字经》各个抄本的流传，使其理论手法得以保存。三字经推拿技法在当今得以广为传承发扬，一定程度上应归功于原青岛市立中医院（即今青岛市中医医院）儿科创始人李德修先生（1893—1972），他将三字经推拿专用于小儿并推广普及，开创了小儿推拿三字经流派。1958年9月，青岛市立中医院据李德修家藏《推拿三字经》抄本，将其中三字经文及7幅图穴，题名《小儿推拿三字经》，作为学习材料，内部油印发行。现今整理出版的各种《推拿三字经》原文及浅释，多源自李德修家藏抄本和此油印本。

笔者2004年中医儿科研究生毕业后，到青岛市中医医院中医儿科工作，边观摩老大夫刘宗华推拿患儿，边学习三字经推拿技法，当时老大夫仅有只字片语口耳相传的手法和操作技艺的传教，没有系统理论和相关书籍指导。为深入研究学习并指导临床实践，笔者查阅了《青岛市中医院志（1955—1985）》，收集到了1958年李德修在职时原青岛市立中医院油印的《小儿推拿三字经》、1981年本院内部刊行的王蕴华于1962年跟随李德修见习并整理的《李德修小儿推拿技法》等相关三字经推拿学习资料。后又幸得孔令荣、侯克勤、王瑞芳等本院老一辈儿科先贤们指点手法要领，并时常求教于李德修第二、三代的家传后人娄堃、李先晓等。在此基础上，笔者还主编《三字经儿童经络推拿》、参编《李德修三字经流派小儿推拿教程》等。但是临床实践中仍有诸多困惑不解，譬如老大夫传教三字经推拿时强调速度和手法的轻柔，要求切不可过度用力，而三字经原文却言『推求速，惟重良』，传教要领与经文原旨明显相悖。笔者熟玩《推拿三字经》原文，也确有鬻矛誉楯之辞存疑待考。原文『推求速』句下夹注『推大人速而重，推小儿速而轻』，而下句『惟重良』用一『惟』字，则显与上句注文扞格。后文又述『分岁数，轻重当』『尤来回，轻重当』『数多寡，轻重量』等，可见手法轻重与否，应结合患者年龄和临床病症等辨定施推，显非一律『惟重良』。

心中之惑，如芒在背。自此，笔者开始留心《推拿三字经》版本的收集，试图能追本溯源，一见庐山。现有相关研究资料均载《推拿三字经》世无刊本，笔者遂从旧书市场、网站等处搜寻闻及的各种手抄本、影印本和载有原文的整理本，又走访了本院邢春怡、葛春艳、丁丽华、王鹂等知情人，甚至远赴台湾，在台北慈济医院陈静美医师的协助下寻访了台湾整理本的作者申振铃和襄助者王静修医师。多年来，先后查阅了山东中医药大学馆藏抄本、李德修家藏抄本、台湾申振铃藏手抄本复印件等，均未获尽释前疑。后偶得台湾省于圣亚藏传抄本复印件、德国柏林国家图书馆藏抄本影印本，见『推求速』句下经文为『非重良』，立时喜出望外，方知前人或将『非重良』误抄为『惟重良』。台湾本此句又有眉批『重有老幼虚实之分，而皆以速为要』，似已足可佐证『惟』乃『非』

之误。然柏林本此条眉批为『纵有老幼虚实之分，而皆以速为要』，首字『重』与『纵』音近字别，所指亦殊，前者强调了『重』有分而『速』无别，后者仅取法乎『速』，又是一字之误，『重』字顿失注脚，『非重良』旋陷孤证不立之境。而二者皆为手抄，孰是孰非，亦难断定。前疑未消，于此处却又平添一悬案，徒叹奈何。直至2019年4月，同门南禅老师于河北唐山访得此石印刊本并转赠笔者，一览原文，『推求速』句下『非重良』三字赫然目前，至此『惟』乃『非』之误，当可成为铁案矣。一字之正误，群疑冰释，文义豁然。

今笔者将所获《推拿三字经》抄本和整理本等流传情况，略述如下：

抄本《推拿三字经》自序落款为『光绪丁丑仲春山东登州府宁海州徐宗礼字谦光号秩堂著』，可知《推拿三字经》著成于1877年。

（一）台湾省于圣亚藏传抄本：未见传抄原本，仅得传抄本复印件。该本为张祖榆抄于民国三十四年腊月（1946年1月），后为台湾于圣亚（籍贯烟台福山）于大陆探亲之际所获，并携往台湾。之后交由王善庆于1993年付印，以广流传。全书三字经文共430句，有自序、四字脉诀、夹注、眉批，并图穴7幅。眉批首条后有款识『己卯七月注』，据眉批行文语气，可推知自己卯（1879

年）始，徐谦光根据丁丑初著本在坊间流传两年的反响，亲于书眉批注经文，或增述要旨，或释疑解惑，或信征验案，或针砭时弊。

（二）台湾省申振铃藏手抄影印本：现存于申振铃先生后人处，未见原本。该本系申振铃邻居刘崇娥先生相赠，并嘱其整理出版。1995年，申振铃在王静修中医师的协助下，整理出版了《徐氏推拿三字经补编》。2000年，申振铃改写该书，又大幅增加穴文补注，整理成《徐氏推拿三字经诠释》出版。二书中『保有徐宗礼先生所著推拿三字经原文，一字未易』，有自序、夹注、眉批，并图穴7幅，三字经文共430句，其中『推求速』句下经文，已见讹抄为『惟重良』。

（三）德国柏林国家图书馆藏抄本：名《徐谦光推拿全集》，首尾有缺页。目录后附有抄记款识，题为『民国三十九年岁次庚寅嘉平月立生识』，并钤『立生』朱印一枚，可知此本抄录者名立生，抄于1951年1月。抄录者仍以民国纪年，可推知该抄录者和原本当时不在大陆。其中三字经文共428句（疑漏抄『婴三百，加减良』二句），有自序、四字脉诀、夹注、眉批，并图穴7幅，眉批较前有增删。三字经文后另抄有推拿图文若干，考其图文似系出自《小儿推拿仙术》《幼科推拿秘书》等，抑或为徐谦光同治年间所著《徐氏锦囊》中文。该本现收入郑金生教授主编的《海外中医珍善本古籍丛刊》第360册，中华书局2016年影印出版。

（四）青岛李德修家藏抄本：年代不详，首录徐谦光自序及『独穴抵药论』一文，相关图穴附于后。全书三字经文352句，有夹注，无眉批。三字经文较前述抄本少近80句200多字，夹注内容更是较前有大不同。『推求速』句下经文亦承袭前讹抄为『惟重良』，『正面图穴』释文『顶心百会穴惊风灸七壮管通身立愈灸以艾球』等字，竟抄成『顶心百会穴惊风灾以』9字。考全文，此抄本或仅为前述诸抄本之节录本，且不同源。1965年山东中医学院《中医推拿学》系列讲义第10册附篇，收录有《推拿三字经》，文字内容与李德修家藏抄本一致，但无图。

（五）山东中医药大学馆藏抄本：名《推拿小儿全书》，全书主要为『推拿三字经』文，其后另抄有其他小儿推拿手法等内容。其中『推拿三字经』部分与李德修家藏抄本内容基本一致，均为352条经文，仅夹注文字略有不同，无眉批。『推拿三字经序』和相关论文、图穴抄附于三字经文末。考此本与李德修家藏抄本应系同源。

以上诸抄本存在讹误衍夺、增改窜乱等诸多不足，均非善本。对照以上诸抄本，此石印刊本中三字经文数目选定适当，眉批夹注删补精要，辨治诸法增录有据。特别是厘定的伤风、水泄、呕吐等⼆种常见病证的推拿滑润剂处方、取穴、推数和手法等，是为他本所未详述。然而，最能凸显此石印刊本版本价值的是该本中新增的『清天河水图』，不仅为他本皆无，且图旁附文载明乃『壬午年录添此图』。据此可推知徐谦光《推拿三字经》应经历了丁丑年初著，己卯后眉批修润，壬午后石印刊行的三个阶段，且前诸抄本当皆源于壬午（1882）年前之抄本，亦可断定此石印刊本为徐谦光《推拿三字经》最后之定本无疑。

经典若不能正本澄源，而任其以讹传讹，势必会让后学者徘徊歧路，茫然不解，也势必让当今三字经推拿九流百家的乱象得以鼓吻奋爪。笔者将首次发现的徐谦光《推拿三字经》石印刊定本，不做任何变动，委托中国中医药出版社全文影印出版，以期还其『庐山真面目』，而徐谦光自演推法，侍母救人，示传乡里之心术得以昭彰，其所鄙之浅读枵腹、悬羊卖狗者再无匿影藏形之处。

王静　整理

岁次庚子小雪

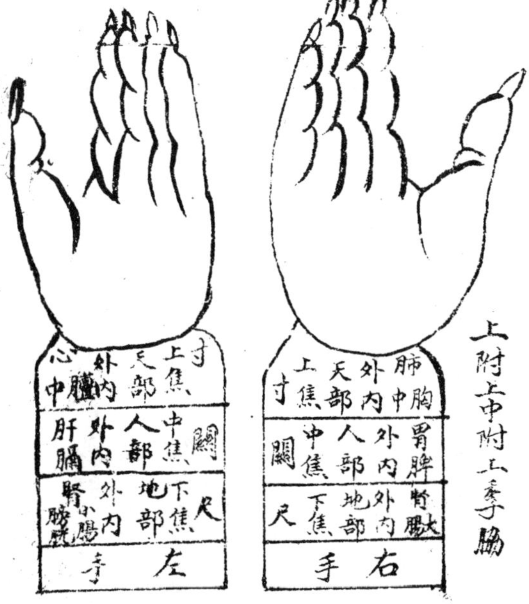

醫者診脉當用脉枕長五寸闊三寸堅而硬方可墊関部背面以現脉象也時醫不解尺内兩脇則季脇也尺外以候腎尺裏以候腸中附上左外以候肝内以候膈右外以候胃内以候脾上附上右外以候肺内以候胸中左外以候心内以候膻中凡診脉者令人仰其掌醫者覆手診之掌後有高骨隆起即是関部也先將中指取定関部方下前後二

指於寸尺之上也病人長則下指宜疎病人短則下指宜密此診脉法也從吾學者熟讀精思此内經之部候法也腑不及胆者寄於肝也不及大小腸膀胱者統於腹中也至偽訣以大小腸配於寸上以三進列於左尺以命門列於右尺及手厥陰膻中竟置而不言不可不為之辨使後學有確然可遵之法也

夫寸主上焦以候胸中関主中焦以候鬲中尺主下焦以候腹中此人身之定位古今之通論也大小腸皆在下焦腹中偽訣越中焦而候之寸上有是理乎滑伯仁見及此以左尺主小腸膀胱前陰之病右尺主大腸後陰之病可稱千古隻眼茲配寸上非也經及叔和啟玄此以三焦有名無形已為誤矣靈樞曰密理厚皮者三焦厚粗理薄皮者三焦薄又曰勇士者三焦理橫怯士

者三焦理縱現曰無形何以有厚薄縱橫之分何以如霧漚何以如瀆何以有氣血之别耶且又曰三焦出氣以温肌肉充皮膚固已明指肌肉之内臟腑之外為焦也脉訣不知其綂立一身妄列於右尺何不思之甚哉金匱空言篇曰肝心脾肺腎五臟為陰胆胃大小腸膀胱三焦六府為陽雷空君曰五臟不止五六腑不止六此未知也六腑外膻中以為腑也代君主事五臟外胞胎亦為臟上病則治心下病則治胃吾因脉訣甚多推拿止取四字浮沉遲數各同治脉為血脉百骸貫通大会之地寸口朝宗診人之脉令仰其掌後高骨是名関上関前為陽関後為陰陽寸陰尺先後推尋膻中與心左寸之應推胆與肝左関所認膀胱及腎左尺為定胸中及肺右寸昭彰胃與脾脉屬在右関大腸並腎右尺班

班男子之脉左大為順女人之脉右大為順男尺恒虛女尺恒盛關前一分人命之主左為人迎右為氣口神門屬腎而在關後人無二脉必死不救脉有七診曰浮曰沉上下左右七法推尋又有九候即浮中沉三部各三合而為名每下五十方合於經五臟不同各有本脉左寸之心浮大而散右寸之心浮濇而短肝在左關沉而弦長腎在左尺沉右而濡右關屬脾脉象和緩右尺相火與心同斷若知時令亦有平脉春弦夏洪秋毛冬右四季之末和緩不忒太過實强病生於外不及虛微病生於內四時百病胃氣為本凡診病脉平旦為準虛靜凝神調息細審一呼一吸合為一息脉來四至平和之則五至無疴閏以太息三至為遲遲則冷六至為數數即热症轉遲轉冷轉數轉热遲數既明浮沉須别浮沉遲

數辨内外因外因於天内因於人天有陰陽風雨晦明人有喜怒悪欲哀驚浮沉表裏遲寒數熱沉數裡浮遲表寒沉遲冷結此以浮沉遲數四脉提諸脉之綱也脉象雖多總不外此四脉浮主表証沉主裡証遲為寒數為熱浮而且數表有熱也沉而且數裡有熱也浮而且遲表有熱也沉而且數裡有熱也浮而且遲寒在表也沉而且遲寒在裡也

余按二十七字多有未知陰陽不分不可不為之辨 浮阳 沉阴 遲阴 數阳 滑阳 濇阴 虛陰 實阳

長陽 短陰 洪陽 細陰 微陰 緩陰 緊陽 弦陰中陽 動陽 革陰 牢陰中陽 芤陽中陰 伏陰 散陰 濡陰

弱陰 促陽 佶陰 代陰 珍曰疾脉陽 脉壯繁多未可二十八字盡也

雷真君曰脉訣内經已暢言矣王叔和又發明之矣又何言哉然尚未有備者不可不一論之

大約言愈多則旨益晦者獨尚簡要以切脉不必紛紛於七表八裡也切脉之最要者在浮沉其次則遲數又其次則大小又其次則虛實又其次則濇滑而已知此十法則凡人之病不能出其範圍至於死脉又陽現也不過魚蝦之游禽鳥之啄屋漏彈石劈索水流之异也知十法之常即可知六法之變又何難知人之疾病哉靈樞之形容脉象不可為法也張長沙曰脉訣原不必多多多則反晦明言十法至簡至要可以為萬世之法也

急掇脉動心怕不而沉肝怕浮而濇左尺怕大而緩肺怕洪胃怕弦此皆賊邪也右尺見緩為風為寒王叔和與李士林曰與心同斷

凡推拿者大人診脉小兒驗色不可忽也

徐謙光　謙光乃宗禮字也里居曲家窪　奉萱堂　侍奉老母年高常病未實癈離

藥無緣　與藥無緣服藥即吐　推拿恙　精求推拿古書無驗

自推手　推自手切磋琢磨氣行順逆　辨諸恙　何病當何推何拿何數何驗

定真穴　定何病在何穴何處　畫圖彰

上療親　下救郎

重有老幼虛實之分而皆以速為要古之推拿皆未盡心細究故不定數余親驗自手定穴事親推五愈故設三萬之數亦不能立愈或四萬五萬準以愈為止不計其數也予嘗聞俗子庸夫背論吾推數多藥方重抑知推不對穴藥不對症雖小亦害也

推求速

推大人速而重推小兒速而輕準以為佳氣血立至

非重良

大人求速亦必求重強者力用也諸道在學者意會

獨穴治

一穴也辨明何穴

有良方

良方者立刻愈也

大三萬

十六歲以上為大五歲至十六為小天癸未全

小三千

小言三千不可拘也酌而用之

瓔三百

三歲至五歲為瓔至十歲為小兒天癸半至

加減良

体有強弱歲有大小大在變化而用

分歲數

一歲至百歲推拿必須分明亦論症耳

輕重當

輕重在恰當之難非推拿之難也

觀貌定症歌

觀形察色辨因由
阴弱阳强髮硬柔
若是傷寒雙足冷
胃中有熱肚皮求
鼻冷應知是疹痘
耳冷便是風熱症
渾身皆熱傷風甚
上熱下寒傷食病

從吾學 良驗方
一穴能愈在方之良

宜孰讀 勿心荒

治急病
刻不容緩必須斷明急厥霍乱緊痰等
一穴良
即獨穴也

大數萬
大人病重數萬見輕不拘一定
立愈恙

幼孾者 加減量
分歲分症量明加減

余定犯穴抵葯論分阴阳水火二湯推三関為参附湯退六腑為冷散天河水為抑心安心丹運八卦為調中益気湯内劳宫為高力清心丸補脾土為六君子湯揉板門為阴阳霍乱湯清胃穴為定胃湯平肝為逍遥散瀉大腸為承気湯又若清補為五苓散清補心為天王補心丹清肺為养肺救燥湯補腎水為六味地黄湯清小腸為導赤散揉二人馬為八味地黄湯外劳宫為逐寒返魂湯一窩風為蕩寒湯揉五指節為化草丹拿列缺為回生飲天門

治緩病

緩者日久或歉症劳傷或外感内傷

各穴量

量明各穴

虛冷補

虛冷者為歉乃気虧當補热嗽者為劳乃血虧當清補

熱清當

冷熱二字不能盡言凡病非冷有熱也

大察脉

大人察看色脉色是何色在何俯臟脉主何症與色同否

理宜詳

色脉理詳密切方可推之不可急也

浮沉者

浮主表症輕手可得沉主裏症推筋著骨再辦何症

表裏恙

表症脉浮裡症脉沉上中下三焦辯之

遲數者

言脉一呼一吸三至為遲々為冷六至為數々為熱浮中沉所辦症

冷熱傷

冷者脉三至熱者脉六至有外因内因之辦也

入虎口為順氣丸，陽池穴為四神散，五經穴為大全散，四橫紋為順氣和中湯，後溪穴為人參利膈丸，男右六腑為八味順氣散，女左三關為蘇合香丸。穴形廣多，在醫變化。凡獨穴為君，兼穴為使，緩症配用為君臣佐使，與用葯同。治病萬端，不能枚舉，學者苟能潛思默會，豁然貫通，此則余之所厚望也。

辨內外

外因於天，內因於人，內外兩傷者於病，凡有冷熱。

推無恙

辨明何症，表裡分清，冷熱看準方可。

虛與實

虛實者，脉也，病也。讀脉訣即知此二字，脉法不能盡言。

仔細詳

此句不可忽也，方可斷準。

字廿七

脉訣王叔和曰二十七字，李士材曰不止，分陰陽。

脉訣講

脉訣雖倫二十七字，何症何脉，亦有不能口傳。

明四字

浮、沉、遲、數為萬脉之綱。

治諸恙

諸症不外四字。

小嬰兒

小兒與嬰兒若診脉，止一指脉，診其數熱遲寒。

看印堂

診脉不如看印堂之驗，圖詳後。

五色紋 印堂穴用水洗淨歡之分紅青黑白黃何色屬何病
細心詳 心須仔細詳察髮乃血之餘也

色紅者 南方丙丁火其色紅眼之中間精明穴上辯之色紅者心肺同熱色紫者熱之甚也紅筋不論橫直此然
心肺恙 心為脾之母凡有紅筋凡心肺之恙

俱熱症 雖脉遲寒數熱而數之中浮風沉寒緩洗濇邪滑痰而已只有止歇者乃痢也
清則良 熱則清之實則瀉之虛則補之

清何處 看印堂之五色紋脉應何字當清何穴陰陽虛實辨明無忽
心肺當 清心清肺乃應之理無如清心以天河水代之

退六腑 倘色紫乃熱之甚須大清六腑穴
即去恙 推驗以愈為止

色青者（東方甲乙木其色青觀方山根乃肝热也直者上行搐者風下行也）肝風強（若色青甚乃肝風強）

清補宜（清補必須辨明虛補實清補腎即補肝也）自無恙

平肝木（肝為將軍之宮可平不可補虛則補其母）補腎臟（腎為肝之母乃水生木耳乃腎之竅也）

色黑者（北方壬癸水其色黑黑黑者乃風甚也而腎中有寒不必有黑筋也）風腎寒（風入腎經其色必黑而必寒）

揉二馬（為八味地黃丸大補腎中水火而去寒）清補良（若上火下寒必清上緩下）

稱仙手。即此列缺穴也。古無論治病神驗。讀前書。看後圖。自前後貫通。

列缺穴

諸風諸驚。必拿列缺。若腎寒久拿汗出。風即散也。

色白者

西方庚辛金。其色白。在五行為肺。為腎之母。脾之子。

揉二馬

此穴屬腎經。先揉之取热。

天河水

此穴善能解上焦之热。重推之。痰即散也。

色黃者

中方戊己土。其色黃。印堂黃。皮為脾胃之症。

亦相當

此穴寒、大能解。乃亦相當。

肺有痰

印堂色白。乃肺有痰。

合陰陽

自陰陽處。向內合之。而陰陽和也。

立愈恙

脾胃傷

小兒止有脾胃之症。瓜果食久。必傷脾胃。久之此寒、

向外為清向內為補來回推之清補兼施也

若瀉肚

脾胃虛而瀉久則必積小兒十有九虛而積未全也

推大腸

大腸肺之腑也在食指外側上節

一穴愈

一穴即愈不用二穴乃吾之驗方也

來往忙

雖一穴愈必須來往多推內有妙理

言五色

上言五色即五行也火木土金水即心肝脾肺腎

兼脾良

脾為心之子俱兼脾為良小兒無不傷

曲大指

大指屬脾經若補必須曲也

補脾方

脾為萬物之母乃天也立施食水

內推補

曲指向內推為補脾土能生萬物無積不可瀉

外瀉詳

直向外為瀉來回為清補諸症意會

稱仙手观者留心因定獨穴數多之驗手到病除非謬言也余定一萬數彷葯一兩重推一穴如服葯一劑必須辨明何症應推何穴無不驗也今見時師腹無点墨詭言神授目不識丁假託秘傳望聞向切不解四字不辨陰陽虛實何症概是一汝推法賞得無知草管人命妄謂人愚我明不亦慎乎

大便閉

若腸燥脾氣不行兼有滯積大腸肺之腑

外瀉良

直伸大指向外推為瀉脾火旺者瀉

瀉大腸

大腸與肺相表裡腸結乃肺燥也大腸亦燥而脾為肺之母亦必燥瀉之

立去恙

肺乃脾之子若燥瀉則立愈

兼補腎

腎為先天人生之根蒂先天後天此實則無病

愈無傷

故兼推此愈則無傷而根深蒂固矣

稱仙手

言其定穴之驗起死回生猶云仙手也獨穴列鈌也

徐秩堂

宗禮號也

若腹痛

腹痛非寒則熱

窩風良

一窩風穴能治寒氣揉不計數

數在萬 窩風穴治下寒、邑止腹痛而已乎
立無恙 輕寒一萬數重寒、數萬立愈

流清涕 凡流清涕者無不因風寒、而得者多揉一窩風立愈
風感傷 此為外因於天而內不傷外不感也

蜂入洞 即黄、入洞用二指旋、轉如蜂入洞之式
鼻孔强 鼻乃肺之竅位居於脾旋轉能去寒、風肺火忌用

若洗皂 用食中二指如洗皂
鼻兩旁 洗皂在鼻兩旁

向下推 農中二指向下推之
和五臟 和五臟之氣小兒用此

女不用

女人不同此穴因粉面即自推亦不可也

八卦艮

不用洗皂穴

古列穴

上古列穴廣、多極多雜乱故不騐也

吾裁閉

吾將不用之穴全行裁去

旨益多〻

多則學者習之無騐

而益晦

令學者益晦

若瀉痢

瀉肚痢疾二疾、古書各穴配用襍乱

推大腸

余定一穴其騐如神

食指側

食指外側乃大傷穴

上節上

上節上穴如豆粒大

來回者清補也此穴同大腸利小便瀉痢能止古之推拿治痢瀉諸症如穴配用庸夫為佐雜施推斃為止故數不厭多謹附誌以俟病者之驗諸

來回推

平力來回推之數在病之輕重分之

數萬良

病重者數在萬以愈為止

牙痛者

牙乃骨之餘骨乃髓之府水不生肝木龍雷必已佛

骨髓傷

勞作房事者其牙必痛必早去齒

揉二馬

此穴為八味地黄丸大補中水火而龍雷藏矣

數萬良

凡治下元

補腎水

補水以生木而龍火必藏窟室

更言强

故曰必强此治虚火火又上

推二穴

若推二馬腎水二穴不驗愈痛乃實火也重推六腑以愈為止

無厭長

無厭穴之多也而虚實必須分焉

治傷寒
　傷寒以汗即解俱自感冒而起久則轉經
拿列缺
　重拿此穴毛孔全開力拿双手亦可

出大汗
　力拿必出大汗自頭至足方可為佳
立無恙

受驚嚇
　小兒倘受驚嚇先卡五指節裡外節卡七下
拿此良
　然後拿此穴即愈

不醒事
　無論老幼倘不省事者拿此能留片刻
亦此方
　目開口閉淹々將死脉不絕者拿此可活

或感冒
　感冒傷寒傷風傷汗或加氣傷寒、一切外感水腫串症
急慢恙
　急驚慢驚諸風等症

若出汗者風吹更甚

臟腑癥結之法以一人按其小腹揉之不可緩不可急不可重不可輕最唯之事總以中為主揉之數千下乃止覺腹中滾熱乃自家心中位定病口微々喇津送下丹田氣海七次乃止如是七日癥結可消屢試皆驗

非此穴

非此列缺之穴不能爽快故称小手節即此穴也

不能良

或邪祟鬼物諸症非此穴不能良也

凡出汗

或拿出汗或自汗或盗汗

忌風颺

無不忌風颺也今其自乾為要

霍亂病

霍乱有三症也陰瀉陽吐陰陽者上吐下瀉也必須分明治法

暑秋傷

此症在鼎後秋前乃中鼎氣又中寒氣因房事者多

若上吐

上吐者乃陽霍乱因爻鼎過重下元虧者必上吐也而脾気不下行也

清胃良

胃三穴自古無論余新定此

大指根

大指二節下節手内唐脾經看後圖

震艮連

震艮言八卦之六位也在手内外

黄白皮 内黄外白之皮自艮向外為清玉大指穴即根止

真穴詳 黄白皮乃胃之穴其穴也

凡吐者 凡吐者俱用此穴向外清岂止霍乱而已城

俱此方 吐者俱脾胃之氣反而不下行故作嘔吐

向外清 凡清之氣下降補則氣上升矣余親驗之

立愈恙 脾胃之氣下降而不上反故能立愈

倘瀉肚 瀉者陰霍乱也乃暑輕而寒寒重也

仍大腸 仍來回清補大腸利小便而上大便立愈

吐併瀉 吐併瀉乃陰陽霍乱也冷熱之氣與臟腑不和故止吐下瀉

板門良 板門穴亦屬土也脾虛作瀉胃虛作吐此穴能連達上下之氣

揉數萬 病分輕重而分數之多寡也
立愈恙 一穴重揉而立刻愈也此爲急病

進飲食 板門之穴屬脾經又能連達上下之氣能進飲食
亦稱良 故曰亦稱良岂止治上吐下瀉手心口疼亦此穴也

瘟疫者 瘟疫傷寒兩途脉細而數傳染於人雖不解爲瘟疫
腫脖項 瘟毒結於項間氣不能出入至重之候也

上午重 自寅至申行陽二十五度若病重屬陽在氣分也
六腑當 重推左六腑以愈爲止此穴大冷去火

下午重 自酉至丑行陰二十五度若病重屬陰在血分也
二馬良 重揉二人上馬以愈爲止此穴大熱去寒

上午陽下午陰分虛實大也虛大宜補實大宜清天地之道不外陰陽人身之病又何能離陰陽也內經云爾實大六腑虛

大二馬概如此也

兼六腑 兼六腑之穴乃定時有頭尾陰陽兼者在學者之意會変推

立消亡 子陰午陽二時分清治病如神立愈

分男女 儻男女之手遵古言之中

左右手 男用左女用右之分

男六腑 男六腑乃言左手向下推看後圖即明

女三關 女三關乃言右手向上推看後圖即明

此二穴 言左右手一上一下二穴去病同

俱屬涼 左右六腑三關兩相反而穴同乃分陰陽也

男女逆 男女逆乃左右手穴之不同也乃陰陽之分用也

左右詳 左手右手之穴須詳察其實為要

脫肛者

肛門脫者乃肺虛不陷陰寒元氣不足之病

肺虛恙

肺與大腸相表裡肺虛乃氣虛也

補脾土

胃為腎之關脾為腎之海故陰寒乃腎寒也脾土不能生肺金故當補之

二馬良

二馬穴能去陰寒而補腎水下寒能解

補腎水

補腎水能生肝木而不尅脾土土健而肺金光矣

推大腸

大腸乃肺之府也而不能升提故下陷矣

來回推

來回推大腸之穴能因大腸利小便和血順氣故痢瀉脫肛皆治之

久去恙

久者言其數之多也非頃刻能愈也

或疹痘

疹出於腑痘出於臟痘主氣用人參疹主血分用當归更去毒矣

腫脖項

疹痘結於項間必須男推左六腑女推右三關以愈為止

仍照上

仍照二瘟疫之毒結於頂也有陰陽虛實之分

諸瘡腫

諸瘡之毒亦有陰陽之分陽清陰補半陰半陽兼清補也

凡病者

凡得病者無論老少何病必須辨明何穴

自推者

教他自推自手或師尼寡婦宜避嫌疑

比旁推

如能自推比旁人推更驗

午別恙

自午上下晝夜分別其症陰中陽々中陰必須办明

照此祥

諸照晝夜子午時定陰陽也再分兼字即明矣

傳伊方

明者即傳他推法穴處告知明白陰陽無量

併去恙

併耳様去病不能自推者教婦推婦亦必公正明者教之

更見強

補之不愈即清々之不愈即補其變化項宜

手足疼痛者以一人抱住身子以兩腿夾住左右足一条輕推之千數竟兩足小快然後一手执其三里之間少為伸之者也次放足执其兩手捻之千下而後已左右各如是一日之間兩手足之疼痛可以若有腕疼者左右施揉痛處數千下已必須數日也心下痞塊亦如此治能進飲食耳頭項強直風也一人抱住下身以一人手攀兩搖之至數千下放手深按其風門之穴久之則其中酸痛乃止病人乃自坐起微々

因婦女

因其婦女無瓜無葛動手推拿非所宜也

故言良

自推言良因婦女也

虛喘嗽

此症乃腎虛而肺亦虛脾土亦虛不能制水痰延汗出不止矣

二馬良

腎虛下元必寒故君二馬乃八味地黃丸也

兼清肺

肺虛而氣必逆必須清之因呼虛吸滿也

補脾良

補土即補金也重則補其母是也

小便閉

小便閉結乃膀胱氣化不行而腎水虧也

清膀胱

清膀胱以開痰滯之氣

補腎水

腎水得補氣壯能出胞胎之脉以行而心腎交矣

清小腸

小腸心之府也心氣一動腎氣一行化物出焉

嗽津送下丹田者七次而後已一日即愈

食指側 食指側乃大腸穴也廣腸傳脊以受迴腸乃出秘機之洛 **推大腸** 直腸又廣腸之末節下連肛門總此腸也

尤來回 小腸下口至是而泌別清濁水滲入膀胱澤機漏入大腸東回推能分釋也 **輕重當** 輕重乃手力不可大小恰當而已矣

倘生瘡 倘中下三焦之生瘡者 **辨陰陽** 必須辨明陰陽之候

陰者補 陰症者當補自酉至丑而痛甚者為陰 **陽清當** 陽症者當清自寅至申而痛甚者為陽

紫陷陰 凡生瘡平塌白色紫而陷者為陰不痛而木也 **紅高陽** 瘡色紅而高腫歟痛為陽

目紅流淚不止或老年眼花目紅流淚每日閉目用無名指屬金自裡眼角輕摩至外眼角七次每次三百六十數七日即愈余視驗過

在學者

學者必熟讀精思變化得宜

眼翻者

眼開竅於肝或因怒惱或急慢驚風而眼翻者乃水虧不能生木

揉二馬

此穴乃八味丸大補腎中水火

翻上者

雙眼翻之或因病或不因病恐不識無不因也

翻下者

雙眼看地為翻下

細心詳

細心詳察無不能治

上下僵

上下左右翻而不動而直僵矣僵者直也停也

搗天心

在左手下坎位正中看後圖自明

搗下良

搗者打也翻上自小天心向下打以愈為止

搗上猻

自天心向上打亦以愈可止

乃為金生水金尅木而木不尅土也此亦五行生尅之辨也吾毋八十歲能引線穿針

左搗右

左翻者搗右向右用力打之若對眼者向兩旁打

右搗左

右翻者向左打之向兩旁者自兩旁向天心打之

陽池穴

陽池穴屬陽在手背腕下寸餘窩內看後圖

頭痛良

頭痛者左右施以愈為止

風頭痛

因風觸頭痛者乃外感風寒而太陽大陰痛也

蜂入洞

仍同前看後圖

左右施

左右施轉不必拘數

立無恙

天河水

天河水乃通心膻中心火旺極此穴能清心火舌乃心之苗

口生瘡

口生瘡乃心脾子母火也故河水應之

虚實者虚症如家貧實空銖銖壘積非旦夕間事故無速法實症如寇盜在家開門急逐賊去即安故無緩法舉一為例餘可類推

左右揉

古盡左右分血六之數而吾定左右平數乃氣血不可偏也仍為歎也

治歎症

氣虧為歎血虧為癆不歎不為癆也

歎弱者

歎者氣虧而弱氣力故不足之甚也

辨此症

辨氣血之症脉準與不準以觀其形乃望字也

人着夾

人此着夾他冷難堪乃氣虧也

久去恙

凡虚症日久非旦刻能愈必須次多數

併癆傷

癆在五臟故曰五勞乃五内枯涸也

氣血傷

氣虧作冷血虧熱

在衣裳

以衣裳辨之亦不同問字

伊着棉

即着棉衣亦冷甚也故氣為陽

亦咳嗽
補要多
人穿夾
名五勞
分何臟

咳嗽不已仿於勞症亦名歉勞乃氣血全虧歉者兼欠也乃飢飽勞役所傷必須重補
人穿夾衣正對時候不冷不熱
咳嗽無時名曰五勞血虧不制氣也
勞有五必須分明何臟為何勞也

名七傷
清火良
他穿單
腎水傷
清補良

此等症乃七情所傷也不可不詳
補多清火為佳
他穿單衣還热
水虧不能制火故热而不冷
必須多清火補而與病情恰當

瘡腫氣血凝滯左旋開氣右旋開血氣血順行立刻消止

虛歉者

虛歉冷寒者乃陰毒感也不能外越

先補強

先補為佳使邪外出而不盤踞於內

諸瘡症

或純陰或半陰俱補為要

兼清良

補後隨清而陰邪祛異

瘡初起

瘡之初起不分陰陽乃血之凝滯也

揉患上

重揉瘡頂之上不惧其小大也

左右施

左右各旋一有以瘡無形不可拘其數也

立消亡

立刻消滅出形而濃血成者不可為也

凡孝親

凡孝父母之人無不盡心細容親病者吾心病也

學吾方

學吾推拿之方有煎藥時病早愈矣

事父母能竭其力惟推掌也盡心精習諸病無憂不敢言孝可謂盡孝心也

治諸病

治諸所之病手到病除不及憂矣

胸膈悶

肝在膈下肺在膈上胸肺相連五臟之氣不調必胸膈此悶也

男女逆

凡運八卦男左掌順運女右掌逆運

運八卦

自左乾起兑止為一運女右反也故為逆

痰壅喘

痰壅滯而喘乃氣血之不和也

無不良

奇病異病辨明氣分血分所至一推即愈

八卦詳

八卦主運動調和五臟之氣

左右手

分左右手掌

離宮輕

離宮南方丙丁火指按輕過而心火不可動也

橫紋上

重揉四橫紋和血順氣而喘止也

中氣風即中氣中風中痰口眼歪邪半身不隨不能言語等症準推三萬立愈不可妄為加減

遍身熱

脾主內心火身熱心脾火旺清補天河水府主

中氣風

中氣風皆因內傷而外感風邪氣虛則痰生

右六腑

乃右手六府之穴屬熱去風開鬱去痰

左三關

左手三關屬熱去風開鬱去痰必須逆用

獨穴療

即一穴也不可用二穴

多推良

凡推各穴見愈之穴以愈可止

男女逆

逆推者乃男用右手女用左手

男用良

推則至數立愈無犯

女用強

故曰男女逆用為強也

數三萬

必推至三萬數少則不驗

多穴推

若病雜而穴必須多應推何穴為君臣佐使分明為要

約三萬

雖推三萬之數為準緩症非一次而中風必須一次為愈

遵吾法

遵吾法不妄為加減

無不良

遍身潮

遍身潮热而不發滑乃汗肝脾勞也

分陰陽

以我兩大指分其陰陽穴

拿列缺

重拿其列缺穴

汗出良

汗出即愈

五經穴

即五指根紋來回推之開臟腑寒火而腹中和矣

肚脹良

肚脹能愈

水入土

運水入土看後圖土脾胃也水者腎水也

土入水

運土入水看後圖土者脾胃也水者腎水也

小腹寒

乃受寒風冷氣小腹痛也

左右旋

至小指左右平數施轉無偏為要

嘴唇裂

脾閒竅於唇而裂或腫或痛或口裡外生瘡

不化穀

五谷不化運水入土則土氣不下陷矣

肝木旺

肝木旺極必來尅土故運之則補土而木不敢尅

外勞宮

看後圖此穴屬熱能去寒風冷氣

久揉良

多數多次不必止三萬也

脾火傷

乃脾火太盛而受傷也

天師曰口眼歪邪治法
令一人抱住其身又一人
抱住不歪邪之耳輪
又令一人摩其歪邪之
處至數有下面上火热
而後已少頃口眼如故
矣

眼胞腫

上眼皮屬脾下眼皮屬
胃胞腫乃脾胃火旺

脾胃恙

雖脾胃有火亦分
色也白寒红火青水
尅土黃黑水虧乃虧
腫

清補脾

故以上之症非寒則热
非實則虛故定清補
之法口歪邪亦愈

俱去恙

向外清

向外推為清因實
症也各穴皆如此

向内補

向内推為補因虛症
也各穴皆如此也必須
驗明虛實冷热

清補雙

清補為雙治

來回推

凡來回推者和血順

清補雙

清補為雙治

凡學者

氣虛實實皆治

意會方

心里其語意會其
方變化無窮

五行火土金水木配心脾肺腎肝人盡知之也然而生中有剋剋中有生生不全生剋不全剋生畏剋而不敢生剋畏生而不敢剋人未盡知之也若讀雷真人十七論

加減推　虛補母　曰五行　生我母　穴不誤

當加則加當減則減必須詳察虛寒冷熱為要

腎為肝之母肝虛則補腎水此為虛補其母

五行所生腎水生肝木〻〻生心火〻〻生脾土〻〻生肺金〻〻生腎水

生我者為母腎生肝木腎中有火存焉水虧肝虧龍雷火沸非生中有剋耶知生中有剋〻中有生顛倒之奇則治〻病自有神效

身歉壯　實瀉子　生剋當　我生子　治無恙

人身氣血歉壯病之輕重數之多寡非一也

心為肝之子肝實則瀉心火

腎水剋心火〻〻剋肺金〻〻剋肝木〻〻剋脾土〻〻剋腎水

我生者為子肝生心火也肝血虧不生心火寒非生中有剋也生剋之不敢實醫道之精微也

即可全知非一言之能語也

男女授受不親禮也首身足非醫人之所宜見也何況推拿

古推書

上古推拿書中所定之穴未分老幼男女之論

首身足

頭身足男可用

諸穴載

所註之穴治諸病

言甚良

治婦女

治婦女之症推頭拿足推身按穴施治

亦用乎

也用公學者思之

執治嬰

执其治嬰兒之辭

無老方

無治老人之方

皆氣血

人生一小天地皆賴氣血以生與天地之氣偕行者歟

何兩樣

有何兩樣

數多寡

以歲數而定數之多寡

輕重量

病有輕重年有老少所當酌量者也

吾載穴

吾載之穴與古不同因獨穴數多之論

不相商

不用彼此商議

老少女

老少婦女有推自也

無不當

治諸病

治諸病所勞推者處驗

共一樣

一樣去病

遵古推

男女分

男女分左右手

左右手分陰陽非分男女用右手却是一樣去病古書分論左陽為男右屬陰為女余按皆非也左腎為血之根左為陰右腎為氣之根右為陽故曰不分男女也治左陰血右陽氣上陽下氣血也不知古何說矣而分男女左右之說也

俱左手
予嘗試
不明書
穴不識
輕病重

不明吾推拿之書說信病家醫理何嘗夢見

男女同
並去恙
即與推
推必殤
重者亡

男女同穴同病同治通是一樣去病

凡學者 學者必五常兼備之人 心熟藏 心中熟藏方能用之不悞

冷與熱 言其症之冷熱是外感內傷 細心詳

在何腑 六腑之穴是何腑 在何臟 五臟之內在何臟

病新久 細端詳

虛與實 凡病氣虛血實血虛氣實 仔細量

推應症　量準推心應症數多立愈

無苦恙　必無苦楚之病

天門口　此穴乃天門入虎口看後圖

順氣血　和血順氣而氣下行

五指節　此穴和血舒筋爲肝經也凡病推究必須節節揉卡

驚嚇傷　小兒驚嚇傷於肝胆木剋土久吐瀉必現

不計次

揉必良　或揉或搯必良

腹痞積　小兒腹有痞積或或右

時攝良　一日無阻時刻揑之則氣滯水滯化矣

小兒左脇下垂堅塊乃爲癇症癇分陰陽乃驚生於肝氣陰陽癇症世人不識此以爲積痞也推不驗揑至百日即愈大人心下塊皆日痞誰知龍雷上沸即氣水上傳也乃下元虧損龍雷不藏窟穴治以行血利氣培補根源必愈倘以剋摩必斃乃爲愈虛其虛也蓋積其積也此症定曰小兒先天不足大人房勞尤甚必有紫筋

一百日 百日爲足數 **即無恙** 積開痞散

上有火 上有火者下焦必寒 **下有寒** 下有寒者上焦必火

外勞宮 此穴在手背中大热能去寒風冷氣 **下寒良** 下寒用此穴必良

六腑穴 左手六腑之穴大凉能去實火大热 **去火恙** 若上火下寒必須兼推此穴

左三關 左手三關穴亦屬上热 **去寒恙** 去上焦之寒因推上爲補

現耳邊紫色無潤氣陰陽病症左爲陰病在肝爲血瘀右爲陽病在肺爲氣滯陰陽明而左右清也

右六腑 亦去寒

右手六腑穴亦屬上熱逆用前言之也

亦去上焦之寒左右上下而陰陽分也

推諸疾 學者變

在學者自己变化

畫圖穴 諸審詳

救世人 天降祥

隆子孫 壽無疆

頂心百會穴
驚風灸七壯
管通身立
愈艾球灸

正面圖穴

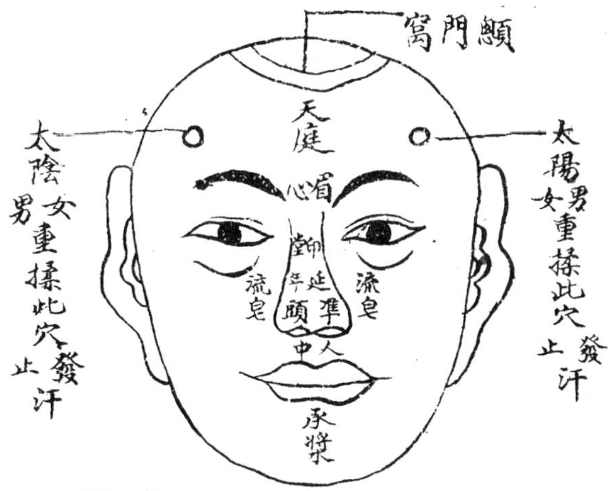

徐秩堂推法過五歲者俱乾推之小兒不然推小兒法不及五歲者皮肉脆嫩乾推恐傷皮肉亦不可過洗恐不著力必乾濕相至方可推之法用葱姜煎汁浸染醫手大指先從眉心向顖门穴直推二十四數大人推一百四十數再拿列缺出汗甚速因一年之氣廿四次從眉心分推太陽九數々々々々有至天庭至承漿各搗下以代針法耳於太陽太陰或發汗止汗再將兩耳下垂光捻而揉之又將兩手捧頭面搖之以順其氣余演推拿法老少男女先看寒熱次應脉理自掌根分陰陽推三関退六腑及運八卦角臟腑何症應何穴辨推加減輕重揉搗推拿禮推法也

小腸膀胱二穴俱在小指外側小便闭膀胱氣化不行向外清之老幼加減五經穴即五指根紋來回推之開臟腑寒火四橫紋揉之能和氣血後溪穴向掌根推之開閉利膈小天心在手心坎位正中眼翻上下左右急喘實火搗之不愈天门入虎穴在大指内側向下推和血順氣自食指下節向上推為虎口入天门也上下同大指上節中節屬脾土下節屬胃土曲節向内為補來回為法補直向外為瀉板

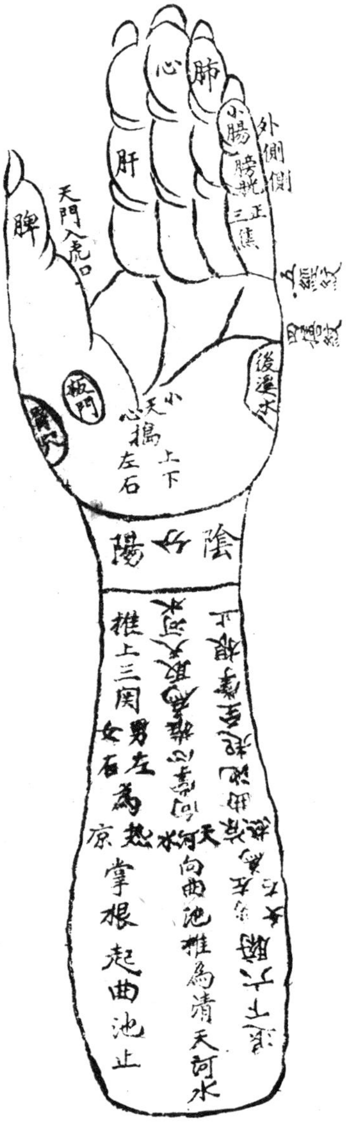

門穴在手肉中有筋頭抹如豆粒瘦人一揉即知此為其穴凡穴不其不能治病吾治多人上以下瀉霍乱数在三萬去病如失胃穴自古無論治病甚良在板門外側黄白皮相連乃其穴也向外推治嘔吐呃逆吶喑氣噎等症甚速小指上節正面腎水正穴此穴宜補向内推之以生肝木龍雷不沸三焦隨經肺之正穴在無名指端自根至稍可清不可補呼之則虛吸之則滿補則滿矣心膻中二穴在中指端心血虧者上節未回推之清補得宜不可妄用有天河水代之無虛不可補肝穴在食指端為將軍之官可平不可補々腎即補肝大腸其穴在食指外側上節來回平力推之為清補大腸凡清之氣不降補則氣上升矣清補和血順氣故瀉吐痢疾用力多推一穴立愈利小便而止大

便來回運八卦掌內已言明陰陽自掌根何兩边分之合陰陽自兩边向內
合之運水入土自小指根向坎推之土入水自脾向坎推之照圖用之刻錄穴勿誤手背正面圖穴

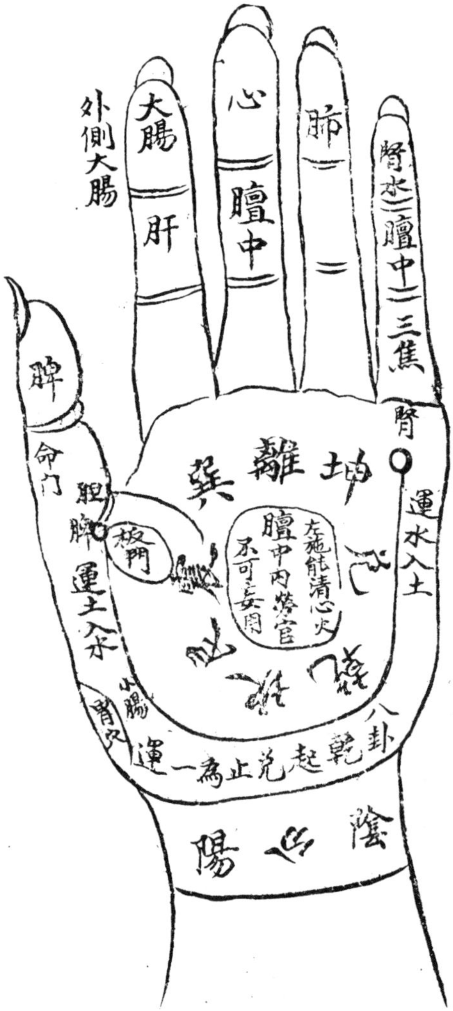

一窩風穴在掌背下腕窩穴處僅在橫紋中心耑治下寒肚痛揉不計數愈止外勞宮穴在掌背中心耑治臟腑寒風冷氣腹痛至小指盡揉不計次數愈爲止五指節男左女右裡外節揉揜以去驚嚇老少按穴推完必用此穴以活血氣陽池穴在一窩風下腕下寸餘窩内與前天河水正中相对耑治頭痛揉數不拘以愈爲止列缺穴

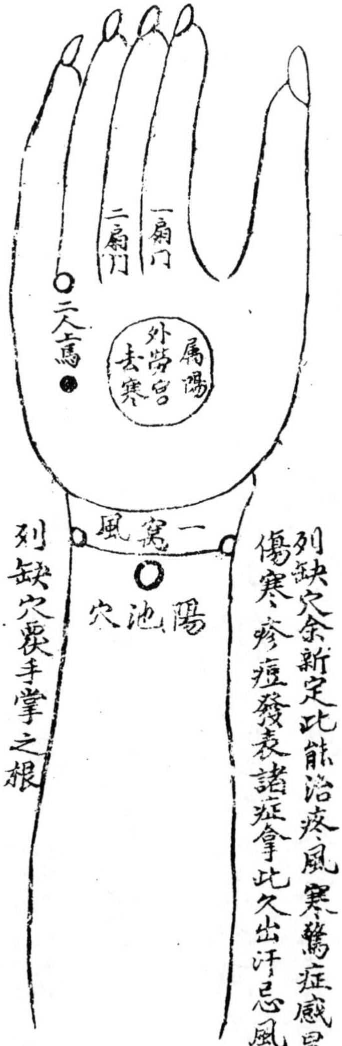

在裡外踝骨下對手拿汗名稱仙手即此穴也邪祟不省人事拿此穴必大汗瘈清徐徐

二人上馬穴在無名指根小指根中間微下穴處左右施揉(兩小指揉)大補腎氣左揉氣上升右揉氣下降年逾不惑當用此穴常治牙痛耳鳴陽事不健足不能履腰以下痛眼紅不痛腎中之病或用補下諸症無不全治坎腫類痛類似双單蛾症時醫不識必須問明下午痛甚揉此以愈為止上午痛甚重推六腑亦以愈為止秩堂自用每日二千數退六腑二日即清上緩下奇矣

天河水右自曲池外側向下推名推下六腑大補元精即心血也此穴於同治十二年余救多人腫脖瘟症喉無線孔命在須臾單推此穴數在三萬立

急後但腫脖項在左右向其夜輕日重止推出穴無不立愈凡火毒热症瘡疹瘟癍頭目牙耳若實火症推不厭多以愈爲止余推癡症痰速心竅此穴爲君一萬五千數

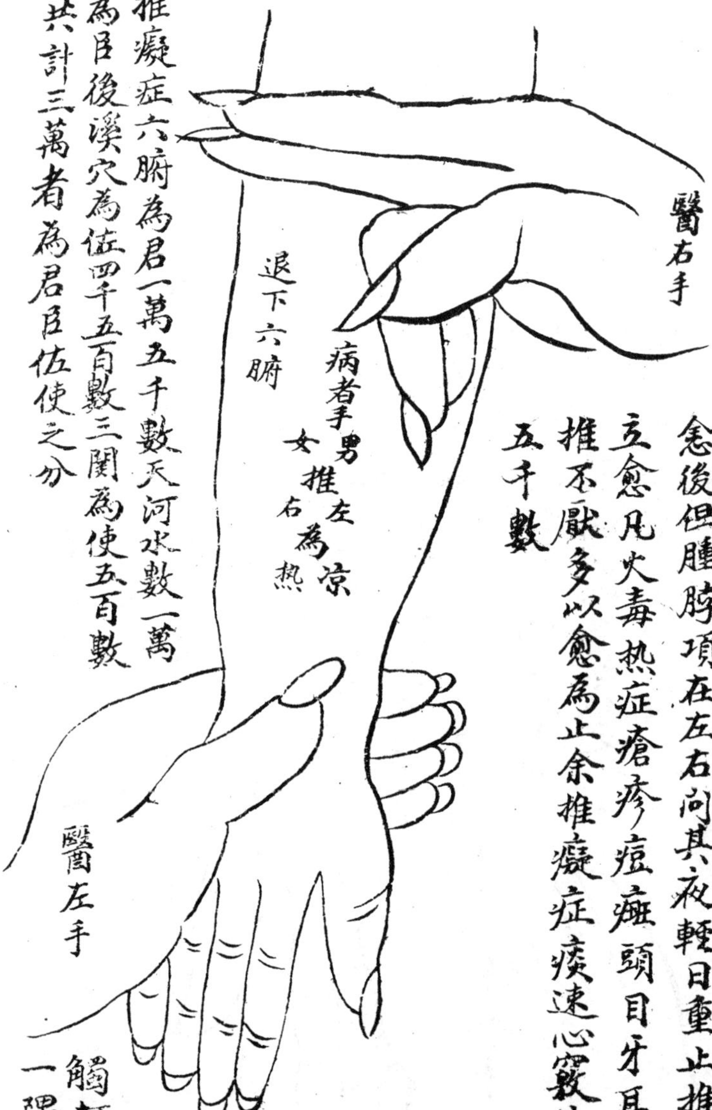

推凝症六腑為君一萬五千數天河水數一萬為臣後溪穴為佐四千五百數三關為使五百數共計三萬者為君臣佐使之分

觸類旁通
一隅三反

清天河水圖

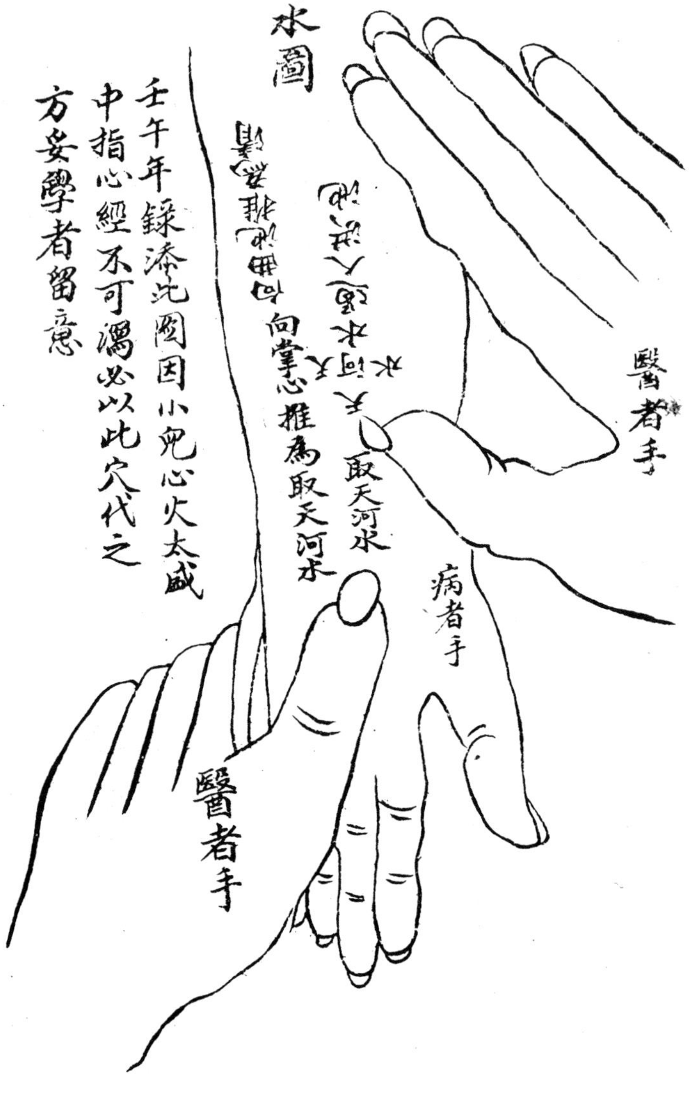

壬午年錄添此圖因小兒心火太盛
中指心經不可瀉必以此穴代之
方妥學者留意

分陰陽者以我兩大拇指從小天心下橫紋處兩分推之能分寒熱平氣血二百遍老幼加減

分陰陽圖

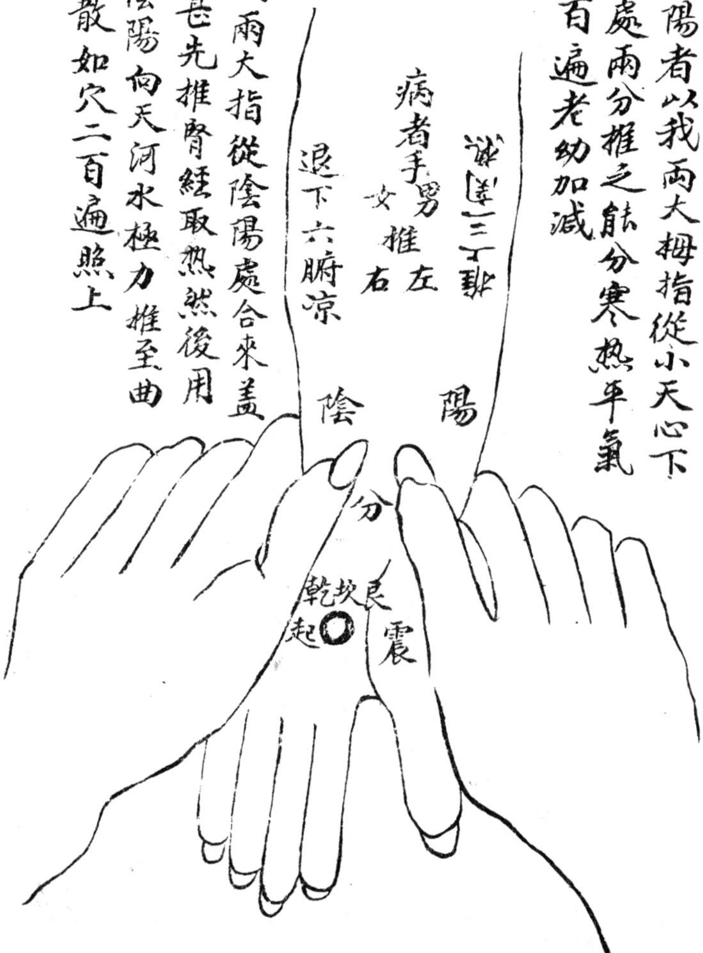

合陰陽以我兩大指從陰陽處合來蓋因痰涎湧甚先推腎經取熱然後用兩大指合陰陽向天河水極力推至曲池而痰即散如穴二百遍照上

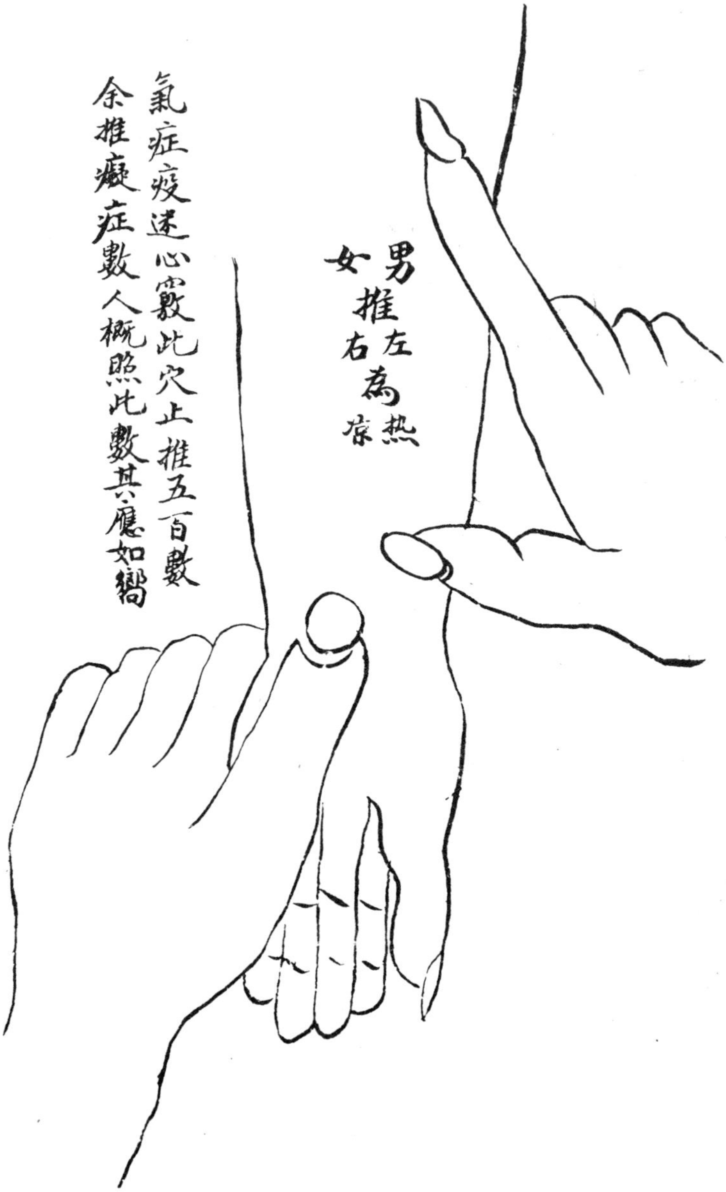

氣症痰迷心竅此穴止推五百數
余推癡症數人概照此數其應如嚮

推傷風 姜葱水

分陰陽 陽一百 陰五十 三関一百 六腑五十 清肺一百 補脾一百 外勞宮一百 二扇門五十 運八卦五十

拿太陽並風池一次

推水瀉 熱症可用々薄荷水

分陰陽 陽五十 陰一百 三関五十 六腑一百 清大腸一百 板門向横紋五十 運八卦五十 清脾一百 按六腑

推嘔吐 姜葱水

分陰陽各一百 三関一百 六腑一百 清脾一百 四横紋一百 横紋向板門五十 運八卦五十 拿揔心一次

推嘔吐泄瀉法 葱姜水

分陰陽各一百 三關一百 六腑一百 運八卦五十 清脾六十 四橫紋一百 板門向橫紋一百 橫紋向板門一百

揉內外間使一百 拿總心一次

推驚食遍身發熱用炒神曲麥芽山楂萊菔各等分燒水推之

分陰陽陰三十陽一百 三關一百 清肝一百 清脾一百 運八卦一百 掐五節十遍

又方 黃連二分 木香一分 枳實三分 射香少許 燒水推

分陰陽各一百 三關一百 六腑一百 清脾一百 補脾二百 運水入土五十 揉板門一百 運八卦六十

運五經一百 天門入虎口一百 補腎水一百

推傷食用神曲山楂麥芽燒水推

分陰陽各一百 三關一百 六腑一百 清脾二百 清大腸二百 運八卦一百

推過關用茶葉燒水推

分陰陽陰一百陽三十　三關三十　六腑一百　運八卦一百　掐五節十遍　清天河水一百

推泄瀉法寒泄可用生姜燒水推

分陰陽各一百　三關一百　六腑一百　補脾二百　補大腸二百　運八卦一百

推疾驚風用薄荷燒水推

分陰陽各一百　三關一百　六腑二百　平肝三百　運八卦一百　天河水二百　掐五節十遍

推疹病

分陰陽五十　清天河水三百　退六腑三百　撈明月二百　天門入虎口二百　運八卦二百　平肝三百

掐一窩風二十　掐五指節二十

推痞疾法

須知痞疾因驚而起驚自心而傳於肝肝火盛必尅脾土脾不能生肺且下耗腎水爲肺根

既受肝剋腎水不能生肺々有濕熱方生痰火因食凉物即結成痞所以眉眼上有青色而食指三關中即有筋色亦不甚其此等色間有非痞者再用手摩兩脇下方能真見是痞推法分陰陽五十遍粗氣血之火補腎五百遍生肺金清天河水一百五十遍因補脾恐起火故清此清火毒天門入虎口二百遍順氣生血平肝一千遍瀉肺火掐五指節三十遍止驚退六腑三百遍補心血右旋揉外勞宮五十遍清心火水底撈明月二百遍清心火運八卦一百五十遍開胸化痰除飽脹按弦走搓摩一百遍開積氣積痰如此治一百日而痞積自漸消矣

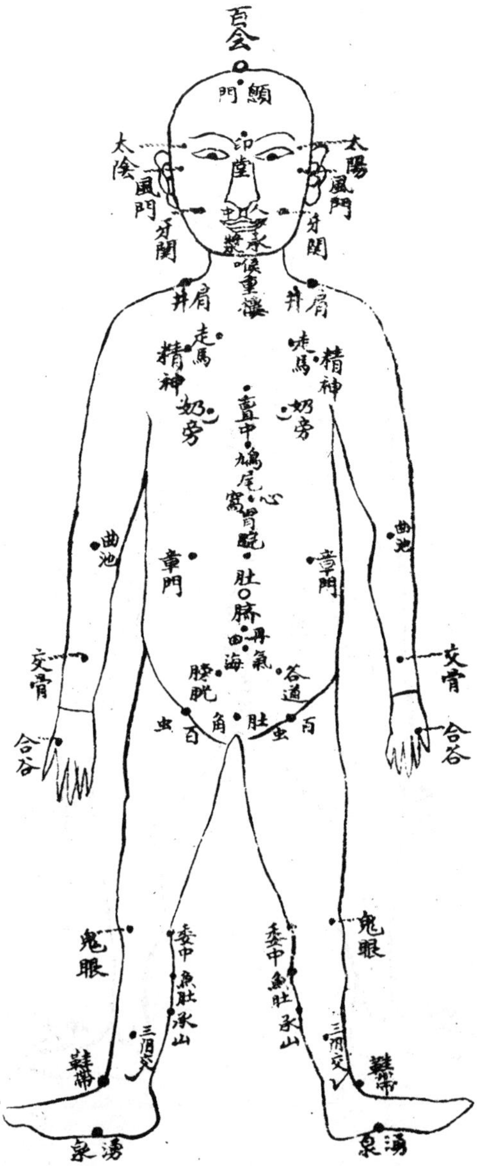
百会
顖門
印堂
太陽
太陰
風門
人中
承漿
牙關
肩井
走馬
精神
奶旁
膻中
鳩尾
心窩
胃脘
曲池
章門
肚臍
丹田
氣海
膀胱
谷道
百虫
肚角
交骨
合谷
鬼眼
委中
魚肚
承山
三陰交
鞋帶
湧泉

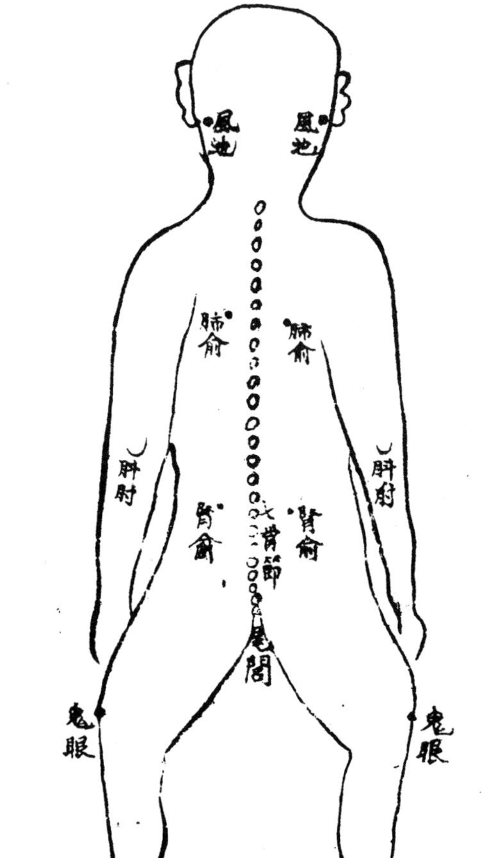
風池
風池
肺俞
肺俞
腎俞
腎俞
尾閭
鬼眼
鬼眼
太冲
太冲

汗法 小兒無他病惟有風寒水濕傷乳食之症故風寒急宜令出汗傷乳食急宜令其吐乳食或瀉下乳食然風裡乳食尤多則汗下二者又不如吐之速也如小兒乍寒乍熱鼻法清涕或昏悶一切急慢驚風等症醫者以右手大指面蘸葱薑湯于小兒鼻孔着實揉擦數十次謂之洗井灶以通臟腑之氣遂用兩大指俱蘸湯擦鼻兩邊數十下由鼻準山根推上印堂數十次又用兩手中名小之指扳轉小兒向前掩其兩耳門而以兩大指更迭相推自印堂而上左右分抹眉額眼胞各數十下至兩太陽穴揉掐之數十下遂全手抹擦顱腮亦數十下臨後將兩大指拏住兩太陽穴兩中指拏兩風池穴（背兩边反手骨空孔處即肺俞穴但擦要輕代湯擦恐傷皮肉）又有擦一窩風揉內勞宮掐二人上馬又有一擦心經二推勞宮推上三關引開毛孔若要汗而汗不出再掐兩扇門揉兒右手心微汗出即止此取汗諸法不拘何症宜先用之若風寒之症乃汗出即減大半矣真除病之要術但推後須用手掌擦乾頭面不然恐又招風也若自汗者亦用此以取其正汗凡汗後須推脾土以收之

吐法

凡小兒風寒水濕傷乳傷食或昏悶不爽心中飽滿不進乳食或咳嗽多痰並嘔吐一切急慢

驚風暫蹶久蹶死先用汗法畢遂將左手托住後腦令頭向前用右中指插入喉間按諸舌根令其嘔吐無論有乳食有痰即時吐出爲和起者一吐即减大半再照症推之無不愈矣但兒有牙關緊者須推拏牙關穴口便開以硬物將筆管之類支其牙根然後入指庶不被咬又入指時須從容勿抱拘兒咽喉致飲血寒水濕傷乳傷食傷氣停積胃脘之間久之遂成他症故一吐即愈矣即有胃脘之停積者用此亦能通臟腑之滯又有由板門推向橫紋者不如按舌吐之速也

下法

凡小兒不能有者忽然悪哭不止即是肚痛須對面將兩手摟抱其肚腹久之揉擦爲揉衣服之狀再用手掌揉抹其臍左右旋轉數百回每回三十六轉遂用兩手于肚兩边推下膀胱數十下或百下並從心口推下小肚數十下或百下揉之如法日久自然消化又有橫紋推下板門則瀉之法亦並可用

一水裏撈明月者以水置病者手中心醫人以食指杆從內勞宮男左旋女右旋如搗物口吹風氣隨指而轉數回徑推之天河水者退熱之良法也兼能清心火須數次方妙又自小指根由掌邊推至小天心亦謂之水裏撈明月

一二扇門者在中指根下外勞宮兩旁空處用兩大指對掐通心血亦能止汗

一威灵穴在食指中下中間空處寸許無名指小指下中間寸許掐之止驚又手掌下與分陽陰處對亦謂之威靈穴掐之亦止驚

一精寧穴在威靈穴下名各寸許掐之能止驚又手掌下與分陰陽對掐亦謂之精寧穴掐之能止氣吼乾嘔

一掐中指甲以大指甲入兒中指甲內尽力掐之能止驚與前總位不拘急慢驚凡拏之即醒凡入門尤宜掐此指崩藏

以試之拏之即連哭數聲者可治拏之而無口鴉聲者難治

一揉高乾穴以大指面於高上起至乾上止兩頭盡當中輕能止咳嗽

一太陽穴在兩眉稍頭並風池穴女指重拏出汗 太陽穴能令人醒屬陽明經

一風池穴在兩耳骨隆後合兩太陽穴拏之出汗 耳後穴能走汗屬督

一肩井穴在兩肩膊窩內拏之出汗屬腎

一膻中穴在心窩上胸正中揉之開胸化痰且除肺家風寒邪熱

一奶旁穴在兩奶外拏之止吐止嗽屬胃

一曲尺穴在胳膊中曲處拏之止搐屬胃

一百虫穴在腹兩旁边大腿上面膀胱之拏之止驚並止搐

一肚角穴在小腹着處拏之止瀉止肚疼並利小便屬太陽

一膀胱穴在小腹兩旁拏之通小便

一精神穴琵琶穴在肺俞左右凹處肩井骨下拏之令人生精神精神氣屬肝或曰精神琵琶二

穴在胸前左右凹處肩井骨下

一章門穴在臍兩旁略下往下推泄往上推止瀉

一走馬穴在肩井穴下奶旁穴上略向内些拏之化痰

一脊骨紋即脊梁骨也盡力逐節掐之能治風

一龜尾穴又名尾閭穴在脊骨盡頭處揉之止瀉 凡推揉須分明左右旋者清補之分男女各異 男左旋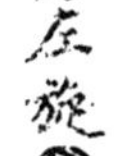 女右旋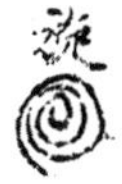

一腰俞穴在腰眼穴又名腎俞穴男左旋推之止瀉右旋為清女反用之

一肺俞穴在對心兩旁骨上處男左推之為補右旋為清女反用之

一總心穴拏法以右手大指跪於穴上以中指於一窩風處對兩大脂盡力拏之能醒急驚通十二經又名額位穴又名交骨穴 急慢驚俱宜拏之

一百會穴即顖門揉擦之令人通氣血

一揉上天心即大天心也在天庭中揉上利目鬼眼珠往上視向揉往下視向上揉 一目不開左右分揉之

一耳根穴在耳輪住處掐之令人去風

一牙關穴在下牙骨兩頭盡處牙關緊咬者拏之口即開

一魚肚穴在腿肚拏之止瀉能醒人事往上推之止瀉痢 屬小腸

一三陽交穴在脚脖兩旁內謂陰交外謂陽交拏之通氣血

一膝腕穴在兩膝中間曲處拏之出汗

一鬼眼穴在膝腕穴兩邊內為內鬼眼外為外鬼眼拏之出汗

一委中穴在膝腕穴兩旁往上推能止瀉痢

一後承山穴在委中穴下拏之止驚風往上推止瀉痢又目下視手足掣跳宜拏此穴

一鞋帶穴在後承山下即小兒結鞋帶處不省人事者拏之即醒

一解谿穴在足中指巔拏之令人醒

一湧泉穴在足心揉之能引心火下行又左旋止吐右旋止瀉女反用之

一搖外間使穴在天河水背面拏肚疼

一打馬過天河中指午位為馬以食中二指彈病者中指甲十餘下遂拏上天河水位推至總

心揉按數次即用食中二指從天河上密上推至手續〻數次能清心火去熱生涼

一黃蜂入洞跪入兩大指入兒兩耳數十次能通即發汗法扳耳掩耳是也重寒阴症俱宜用之

一赤鳳搖頭以右手大指二指拏病者大指頭搖擺之向胸擺之為補向外擺之為清

一抖肘訣以右手拏病者曲尺右手拏總心處搖擺之亦向胸擺之為補向外擺之為清此法能順氣生血

一雙龍擺尾曲按小兒中名二指拏小食二指搖動謂擺尾治驚風四指向後者

一鳳凰單展翅一左手大指拏病者大指屈壓內勞宮以食指拏外勞宮再以右手大指跪頂一窩風並食中二指拏位內一窩風左右擺動治驚風遍身攣者

一飛經走氣以大指到病者總位立住却將食中名三指一站彼此遞而向前至曲尺止如此數次治驚風

一猿猴摘菓以手牽病者兩手時伸時縮以摘菓狀治驚風此法亦可治積治痰積氣及痞積瘧積皆效

一按弦搓摩以右手大指拏曲尺以餘指在背面揉之治驚風